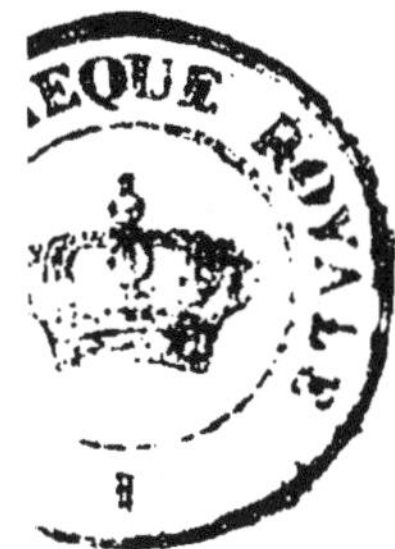

ÉTUVES.

L'action des eaux minérales est quelquefois puissamment secondée par celle des bains de vapeur. Cette observation n'avait point échappé aux anciens, et l'on sait qu'ils établissaient des étuves dans le voisinage des thermes avec une même recherche, une égale magnificence. Ils n'attachaient pas moins de prix, dans les habitudes ordinaires de la vie, aux transitions brusques de température. Aussi trouve-t-on à Pompeïa, presque dans chaque maison, les appareils de réchauffement et de refroidissement disposés de manière qu'on pût, au sortir d'une atmosphère brûlante, se plonger dans l'eau glacée.

Ces usages, que jusqu'ici les peuples du Nord et des régions tropicales avaient seuls conservés, tendent de plus en plus à s'introduire dans nos mœurs. L'impulsion donnée par un paysan d'Allemagne, Priessnitz, n'y a pas peu contribué. Malheureusement, les bains de vapeur, par cela même que la vogue s'en est emparée, ont eu plutôt des détracteurs et des partisans également exagérés, qu'ils n'ont été étudiés par des hommes de science. Je crois donc le moment opportun pour envisager leur action sous le point de vue scientifique et médical. Les étuves naturelles pouvant être assez fidèlement imitées par des procédés artificiels, les résultats que j'indiquerai offriront l'avantage d'une double application.

A Ischia se trouvent les principales étuves. Celle de Castiglione est la plus forte. On préfère généralement l'usage de celle de Saint-Lorenzo, dont l'action, beaucoup plus douce, est aussi mieux supportée. La vapeur de ces deux étuves est humide; elle est au contraire cèche à Testaccio. A Pouzzoles sont les étuves de Saint-Germain (1), incrustées d'efflorescences d'alun, de soufre et d'ammoniaque. Dans le golfe de Baïes (2), les étuves de Néron.

Quelquefois la vapeur traverse, pour sortir, une couche de sable au milieu de laquelle les malades restent plongés comme pour un bain. Ces étuves portent le nom d'arènes. A Ischia, j'ai surtout remarqué l'arène de Sainte-Restituta, près de la source de ce nom.

La vapeur des étuves a pour effet constant de provoquer une excitation générale. C'est dire assez dans quelles circonstances elle est utile. En la dirigeant plus spécialement vers telle ou telle partie, on limite à volonté et on concentre son action.

Il est rare qu'on prescrive les bains de vapeur seuls. Le plus souvent ils servent à compléter l'action des eaux minérales.

Dans l'impossibilité de décrire toutes les étuves et pour éviter de fastidieuses redites, je parlerai seulement des étuves de Néron. Ce sont les plus célèbres, les plus importantes, les mieux conservées. Ce sont celles qui se prêtent le plus aux observations et aux expériences.

---

(1) Ainsi nommée parce que saint Germain, évêque de Capoue, y recouvra la santé.

(2) C'est dans le *sinus Bajarum*, presque en face des étuves, que vint aborder Agrippine, échappée au naufrage que Néron lui avait préparé.

ÉTUVES DE NÉRON,

OU

TRITOLI.

A peu de distance de Pouzzoles, non loin du cap Misène, et de l'antre de la sibylle de Cumes, se trouvent les étuves de Néron, appelées anciennement Posidianœ, du nom d'un affranchi de Claude. Elles sont renfermées dans une excavation pratiquée sur le versant méridional de la montagne de Baïes, à quinze mètres environ au-dessus du niveau de la mer. On y accède par un sentier taillé dans le roc. Les flots baignent la base de la montagne dont le sommet était autrefois couronné par un palais communiquant avec les étuves au moyen de splendides galeries. Il en reste encore plusieurs voûtes et quelques colonnes. C'est un des sites les plus beaux des environs de Naples. Devant vous apparaissent au milieu de la mer, les débris du pont de Caligula (1), et, si vous promenez vos regards sur le golfe, vous rencontrez à l'horizon Ischia, Caprée, Sorente et le Vésuve.

---

(1) Le stupide orgueil de cet empereur égalait seul sa férocité. Il voulut, pour se créer une promenade triomphale, jeter un pont sur le golfe de Baïes. Ce pont, dont il reste encore treize gros piliers, ne put être achevé.

L'intérieur de la grotte est divisé en quatre salles disposées les unes à la suite des autres. La lumière y pénètre par des ouvertures qui font face à la mer. Dans chaque salle sont plusieurs tables en lave, creusées de manière à recevoir des matelas, sur lesquels on vient s'étendre pour respirer un air plus frais à la sortie du bain. Autrefois, des statues circulairement rangées indiquaient le nom des maladies que ces étuves étaient réputées guérir. Nous ne vîmes plus que des niches vides et dégradées.

La salle d'entrée est la pièce la plus spacieuse. Elle peut avoir dix mètres de long sur cinq de large. Dans le fond se trouve une ouverture semblable à la gueule d'un four. Il s'en échappe sans cesse un nuage de vapeur humide et brûlante. C'est l'orifice du couloir qui mène à la source où la vapeur se forme.

Le gardien des étuves est un petit vieillard dont l'aspect fait mal. Son excessive maigreur, sa peau sèche et racornie, sa respiration sifflante n'indiquent que trop le pénible métier qu'il exerce journellement. En effet, sa seule industrie est de traverser une atmosphère embrasée pour aller puiser à la source un seau d'eau dans lequel les visiteurs s'amusent ensuite à plonger des œufs qui deviennent durs en moins de cinq minutes.

Nous étions à peine entrés que le gardien alluma de lui-même une grosse torche en résine pour éclairer sa descente dans l'étuve. Je fus curieux de l'accompagner. C'était pour moi une occasion favorable et intéressante de répéter quelques-unes des observations dont les travaux de M. Magendie sur la chaleur venaient récemment d'enrichir la science.

Nous quittons, le gardien et moi, nos vêtemens, et, après avoir pris, lui sa torche, moi mon thermomètre, nous pénétrons dans le conduit.

La hauteur du couloir est de deux mètres, sa largeur d'un mètre environ. Température, 40° centig. en haut et 33° en bas. Aussi la chaleur paraît-elle étouffante ou supportable, suivant qu'on élève la tête ou qu'on la tient baissée. La différence est due à cette cause toute physique que la couche la moins échauffée étant la plus lourde doit nécessairement occuper la partie inférieure.

Cet air plus chaud et cet air plus froid constituent un double courant dans le sens de la sortie du premier et de l'entrée du second, de sorte que, si vous placez la torche près de la voûte, la flamme s'incline en dehors, et près du sol, en dedans.

Nous faisons quelques pas. Le couloir change brusquement de direction, puis il décrit des sinuosités. Je marchais accroupi, la tête courbée le plus possible, tandis que le gardien, vu sa petite taille et surtout ses habitudes d'incombustilité, dédaignait ces précautions. Après avoir parcouru environ quarante mètres, nous arrivons à un point où le chemin se coude à angle presque droit. Les personnes qui vont prendre leur bain de vapeur, et elles sont aujourd'hui très peu nombreuses, pénètrent rarement jusque-là. Elles s'arrêtent dès les premiers pas dans le couloir.

Le gardien me fit remarquer en cet endroit l'orifice d'un des six autres conduits, qui ont été inutilement creusés dans le tuf avant qu'on parvînt à la source.

Le thermomètre marque 43° en haut et 37 en bas. Déjà je me sens fort incommodé de la chaleur. Mon pouls s'est élevé de 70 pulsations à 90.

Après une halte de quelques instans, nous avançons. La température augmente ; le couloir se rétrécit, et, au lieu du plan légèrement incliné que nous avions suivi, il n'offre plus qu'une pente très rapide. Le gardien lui-même marche avec une extrême difficulté. Je continue de le suivre ; mais bientôt, afin de me maintenir la tête plus élevée, et d'empêcher le sang de s'y porter par son poids, je m'agenouille; puis, me retenant par les pieds et les mains aux aspérités d'un terrain humide, je me laisse péniblement glisser à reculons. Mes artères temporales battent avec force. Ma respiration est plaintive, courte, saccadée, haletante. Mon corps ruisselle. 120 pulsations. A chaque instant je m'arrête épuisé, pour appliquer ma bouche contre le sol, où j'aspire avidement la couche d'air la moins brûlante.

Le courant supérieur indique 48°, l'inférieur 45. Nous sommes enveloppés d'une vapeur telle que la flamme de la torche, d'où s'exhale une fumée fétide, n'apparaît que comme un point brillant au milieu d'un anneau lumineux.

Nous descendons toujours. L'atmosphère est de plus en plus étouffante. Il me semble que ma tête va se briser, et qu'autour de moi tout projette un éclat phosphorescent. J'ai à peine la conscience de mes sensations. Au moins, s'il me fallait du secours, ma voix pourrait-elle se faire entendre ? J'appelle, puis j'écoute..... rien, que le bruit de nos deux respirations.

Cependant le terrain se redresse. Un léger bouillonnement indique que nous sommes près de la source. La voici. Mais la vapeur est si épaisse, qu'il faut que le gardien promène sa torche au-dessus des objets, pour les éclairer d'une manière distincte.

Autant qu'il me fut possible de le reconnaître, l'eau se trouve répartie dans trois petits bassins, communiquant entre eux par une ouverture qu'on aperçoit à la base des cloisons de séparation. C'est dans le second bassin que jaillit la source. Celui du fond est percé d'un trou par où l'eau s'échappe en tournoyant. Sur le bord du premier bassin est une pierre où l'on pose le genou pour puiser l'eau.

Je me traîne vers la source, tenant mon thermomètre à la main ; mais j'avoue qu'à ce moment les forces me manquèrent. Le mercure indiquait 50°, sans différence entre les couches supérieures et les couches inférieures. Mon pouls battait tellement vite que je ne pouvais plus en compter les pulsations. Il me sembla que si je venais à me baisser, j'allais probablement tomber asphyxié. Ce fut donc le gardien qui plongea mon thermomètre dans la source. La température de l'eau est de 85 degrés. Il remplit ensuite le seau dans le premier bassin, dont j'évalue la profondeur à cinquante centimètres.

Mon but était atteint. Je rassemblai toute mon énergie pour sortir de cette épouvantable fournaise où j'avais regretté plus d'une fois de m'être engagé. Ayant à monter au lieu de descendre, je ne suis plus forcé de ramper à reculons. Aussi fûmes-nous bientôt hors de l'étuve.

Le contact de l'air frais me fit éprouver un saisissement voisin de la syncope. J'y voyais à peine et chancelais comme un homme ivre. Mon front violacé, mes cheveux collés par la vapeur, mes bras, mes jambes, mon visage et toute la partie antérieure du tronc salis par une poussière humide et noire, me donnaient un aspect effrayant. J'avais 150 pulsations. Heureusement le sang me jaillit par le nez. A mesure qu'il coule, je me trouve soulagé. Ma respiration est plus libre. Mes idées sont plus nettes.

Nous étions restés près d'un quart d'heure dans l'étuve, dont le parcours total a une longueur de cent mètres environ. M. Magendie, inquiet de ne pas me voir revenir, m'avait appelé plusieurs fois; mais, bien que forte et sonore, sa voix, pas plus que la mienne, n'avait pu traverser le couloir.

Le gardien, qui n'avait pas l'habitude d'y séjourner aussi longtemps, n'était pas beaucoup mieux que moi. Ses mouvemens respiratoires s'accompagnaient d'un sifflement si bruyant qu'on l'aurait cru atteint d'un violent accès d'asthme.

L'eau que nous venions de puiser à la source était parfaitement claire, limpide et inodore. Sa saveur âcre et salée rappelle celle de l'eau de Pullna, dont elle partage les propriétés purgatives. Elle n'est point gazeuse. Si elle exhalait de l'acide carbonique, on serait asphyxié dès les premiers pas dans l'étuve. Elle ne forme aucun dépôt en se refroidissant. Je l'ai fait analyser à Paris, et elle nous a offert des quantités considérables de sels de chaux, soude et magnésie.

Pendant que j'étais occupé à faire disparaître les traces de ma visite souterraine, le guide que nous avions amené de Naples, fatigué sans doute de son rôle de muet observateur, nous raconta qu'un Français était mort, l'année précédente, en huit jours, des suites d'une semblable pérégrination. L'anecdote me parut plus intéressante qu'opportune.

En quittant les Étuves, nous fûmes visiter les Bains de Néron. Abandonnés aujourd'hui, ils sont alimentés par la source des étuves que nous avons dit se perdre dans le troisième bassin, et qui vient ensuite sortir au pied de la montagne.

De retour à Naples, je conservai 100 pulsations pendant toute la soirée. J'éprouvais une agitation fébrile, de l'étonnement, des tintemens d'oreille, une sorte de fourmillement dans tous les membres. Mon sommeil fut cependant assez calme.

Le lendemain, je ne sentais plus que de la fatigue. M. Magendie remarqua que mes yeux restaient injectés par l'extravasation d'un peu de sang dans la conjonctive. Cette injection, qui n'était nullement douloureuse, se dissipa au bout de deux à trois jours.

J'en ai fini avec ce que je pourrais appeler la partie descriptive de mon travail. Si quelques détails ont paru minutieux, qu'on n'oublie pas que souvent, dans la relation d'une expérience, telle particularité, qui n'a d'abord qu'un intérêt médiocre, peut acquérir de la valeur au point de vue scientifique. J'espère justifier cette observation par les considérations suivantes, dans lesquelles je me propose d'envisager l'action physique et physiologique des étuves.

ACTION PHYSIQUE ET PHYSIOLOGIQUE

DES ÉTUVES.

Les étuves, de même que les eaux minérales, agissent par leur température. Elles agissent aussi par leur composition, nos corps absorbant avec une extrême rapidité les fluides aériformes.

L'action des étuves s'exerce particulièrement sur l'appareil circulatoire. Le sang, en effet, quelque grande que soit sa faculté de résistance à une chaleur élevée, est puissamment influencé par la température de l'atmosphère qui l'enveloppe. A cette influence se rattachent d'intéressans problèmes de physique animale. M. Magendie vient de consacrer plusieurs leçons à leur étude, et, si je m'étends volontiers sur le même sujet, c'est que les résultats obtenus par l'illustre professeur n'ont encore reçu qu'une publicité incomplète.

Disons d'abord un mot de l'appareil employé dans les expériences de M. Magendie.

C'est une grande boîte carrée dont la paroi inférieure est constituée par une plaque en fonte au-dessous de laquelle on dispose un réchaud.

La paroi supérieure s'articule par des charnières qui, la rendant mobile, permettent de l'ouvrir ou de la fermer. Au milieu de la boîte est suspendu un filet où l'on place l'animal. Un thermomètre indique la température de l'air intérieur, échauffé par le rayonnement de la plaque. Pour substituer à la vapeur sèche de la vapeur humide, il suffit de mettre de l'eau dans l'appareil.

On a soin de noter la température du sang de l'animal (1) lorsqu'on le place dans l'étuve. On la note de nouveau quand on l'en retire, et l'on arrive de la sorte à une appréciation rigoureuse du degré de réchauffement.

Il est un premier fait bien constant et bien démontré, c'est que le sang d'un animal s'échauffe sous l'influence d'une température supérieure à la sienne. Etablissons maintenant quel est le plus haut degré que puisse atteindre la température du sang.

Deux lapins ayant une température normale de 39° (2) sont placés dans deux étuves différentes, dont l'une marque 100°, l'autre 60. Le sang du premier animal s'échauffera plus vite que celui du second, et la mort sera également plus rapide. Mais si vous prenez la température de chacun de ces animaux au moment où ils vont périr, vous trouverez chez tous les deux 44°, par conséquent une même augmentation de 5°.

Cette expérience de M. Magendie démontre qu'il existe chez les animaux de même espèce une même limite à l'accroissement de température, et que si cette limite est plus promptement atteinte selon que l'atmosphère est à un degré plus élevé, elle ne peut être dépassée, quelle que soit l'intensité de la chaleur.

---

(1) Le procédé le plus simple pour prendre la température d'un animal consiste à introduire un petit thermomètre dans le rectum.

(2) Ces expériences ont été faites principalement sur des chiens et des lapins dont la température normale est d'environ 39° cent. J'adopterai ce chiffre comme constant, afin d'avoir des résultats plus précis.

La même expérience répétée sur d'autres lapins et sur des chiens a conduit à des résultats parfaitement identiques.

En expérimentant sur une autre classe de vertébrés, M. Magendie a pu établir de curieux rapprochemens. Par exemple, la température normale du sang des oiseaux est précisément la température extrême que puisse atteindre le sang d'un mammifère, c'est-à-dire 44 degrés. Mettez un oiseau dans l'étuve. A quel instant meurt-il ? lorsque la température du sang s'est élevée à 49 degrés. Il en est donc de l'oiseau comme du mammifère. Le sang ne peut subir une augmentation de température au-delà de 5 degrés.

MM. Berger et Delaroche ont constaté sur eux-mêmes, avec des étuves artificielles, un accroissement sensible de la température du sang. Pendant les premiers instans qui suivirent ma sortie des étuves de Néron, je me sentais, malgré la fraîcheur de l'atmosphère, parcouru intérieurement par une sorte de chaleur fébrile. Ce phénomène ne se dissipa que peu à peu, quand le sang eut repris l'équilibre normal de sa température.

Je présume que c'est à cette augmentation de la température qu'on doit de pouvoir impunément, au sortir d'une étuve, se plonger le corps dans un bain glacé. L'excès de calorique du sang neutralise un instant la réaction du froid.

Supposons des conditions inverses. Vous entrez dans une étuve, après avoir été soumis à un très fort refroidissement, et pendant quelques instans encore vous ressentez du frisson intérieur. C'est qu'un sang à température trop basse continue à circuler dans les vaisseaux. Ce ne sera que graduellement qu'il pourra reprendre son degré normal.

La chaleur d'une étuve a donc pour effet d'accroître dans une certaine proportion la température du sang. Mais ce n'est pas la seule influence qu'elle exerce sur les propriétés physiques de ce liquide. Ouvrez l'artère d'un animal quand il est sur le point de périr. Le sang qui s'échappe est noir comme le sang d'une veine, et ne rougit point au contact de l'air. De plus, il a perdu sa coagulabilité.

La perte de coagulabilité du sang indique qu'il est devenu moins apte à la circulation, et que par suite il tend à sortir de ses vaisseaux. Ne serait-ce pas un commencement d'altération de cette nature qui détermina chez moi le saignement de nez et l'injection de la conjonctive? J'ajouterai qu'à la suite des expériences, les animaux présentaient, quand on les retirait de l'étuve, des extravasations sous-cutanées, rappelant parfaitement les ecchymoses du scorbut et du purpura.

Il ne suffit pas de savoir que la chaleur des étuves humides ou sèches influe sur les propriétés physiques du sang : on peut encore se demander par quelle voie s'opère l'élévation de température de ce liquide. Est-ce par la peau? Est-ce par le poumon? L'expérience suivante de M. Magendie me semble décider la question.

Il place un lapin, la tête seule dans l'étuve. (Une ouverture pratiquée sur l'un des côtés de la boite permet d'introduire isolément la tête ou le corps.) La température prise dans le rectum au bout de quelques instans n'indique qu'une faible élévation.

Un second lapin est placé dans l'étuve, la tête seule en dehors. Au bout du même temps, on prend la température dans le rectum, et on trouve qu'elle s'est beaucoup plus élevée que dans l'expérience précédente.

Ainsi le calorique pénètre dans le sang plutôt par la surface cutanée que par la surface pulmonaire.

Arrivons maintenant aux phénomènes d'évaporation.

L'évaporation qui se fait à la surface de la peau et de la membrane muqueuse du poumon n'est autre chose que le passage à l'état gazeux de quelques-uns des matériaux du sang. Pour apprécier quelle quantité de ce liquide a été évaporée, il suffit donc de peser l'animal avant et après son séjour dans l'étuve. La différence indique le chiffre de l'évaporation. Mais ici nous devons établir une distinction importante entre les étuves sèches et les étuves humides. Je parlerai d'abord des premières.

Un animal placé dans une étuve sèche perd de son poids; en d'autres termes, l'action de l'étuve sèche détermine chez lui une évaporation appréciable.

Il semblerait au premier aspect que cette évaporation doit être d'autant plus considérable que la température de l'étuve est plus élevée. Mais ce qui est vrai pour les corps inorganiques cesse de l'être pour les corps vivans. En effet, il résulte des expériences de M. Magendie que la quantité de poids perdue n'est point en rapport avec le degré de chaleur de l'étuve, mais seulement avec la durée du séjour. Ainsi un animal placé dans une étuve à 100 degrés ne perd pas plus par l'évaporation qu'un animal placé dans une étuve qui n'en a que 50. Si, après dix minutes de séjour, le premier a perdu cinq grammes de son poids, la perte du second ne sera pas autre au bout du même temps.

L'évaporation continue à se faire dans une proportion à peu près constante pendant tout le temps que l'animal reste vivant dans l'étuve. Deux animaux furent placés dans deux étuves différentes, à température inégale. L'un y resta cinq minutes et l'autre quinze. Le second perdit trois fois plus de poids que le premier, parce qu'il était resté trois fois plus de temps.

Tout ceci, je le répète, s'applique aux étuves sèches. S'agit-il, au contraire, d'étuves humides, les résultats sont différens. Dans ce dernier cas, nous n'avons jamais remarqué que l'animal eût perdu de son poids; souvent même il offrait une légère augmentation, ce qu'il faut sans doute attribuer à l'humidité que la vapeur avait déposée à la surface du corps.

On ne peut cependant dire d'une manière absolue que dans ces circonstances il n'y a pas eu d'évaporation, car il pourrait se faire que le liquide évaporé eût été remplacé par la vapeur absorbée. Ce serait une sorte d'endosmose.

Toujours est-il qu'il reste un fait concluant, de quelque manière qu'on l'explique, c'est que l'étuve humide ne détermine aucune déperdition appréciable. Je noterai à ce sujet qu'en quittant les étuves de Néron, j'étais tourmenté par une soif ardente qui se dissipa en peu de temps sans que j'eusse fait usage d'aucune boisson (1). Au contraire, on a remarqué qu'après un bain de vapeur sèche, la soif ne cède qu'à l'emploi de boissons qui, absorbées, vont rétablir la proportion normale des élémens du sang.

La température des boissons doit en pareil cas être surveillée avec soin. Vous n'irez pas ingérer dans l'estomac une liqueur glacée, car un refroidissement trop subit déterminerait des désordres vers la circulation capillaire. Le physicien évite de verser de l'eau froide dans une cornue brûlante : le verre éclaterait. Combien ne devons-nous pas prendre plus de précautions encore de peur de troubler ces admirables phénomènes d'hydraulique qui se passent au sein des tissus vivans !

Si la distinction entre les étuves sèches et les étuves humides est importante par rapport aux phénomènes d'évaporation, elle ne l'est pas moins quand on veut apprécier l'intensité de leur action respective.

En effet, cette intensité d'action, à température égale, est beaucoup plus forte dans les étuves humides que dans les étuves sèches. Aux étuves de Néron dont la vapeur est humide, j'étais suffoqué par une température de 50 degrés, tandis qu'aux étuves de Testaccio dont la vapeur est sèche je n'éprouvais, au milieu d'une atmosphère à 80 degrés, qu'un très léger malaise.

On a cité des personnes qui résistaient à des températures supérieures au degré d'ébullition de l'eau. Ces observations, accueillies d'abord avec incrédulité, ont été répétées à Londres par Fordice et Blagden, à Liverpool par Dobson, et à Paris par MM. Berger et Delaroche. On pouvait voir en 1828 un Espagnol qui restait pendant une demi-heure dans un four chauffé à 110 degrés. Mais remarquons que toutes ces expériences ont

(1) On parvient quelquefois pendant les chaleurs de l'été à soulager la soif au moyen d'un morceau de métal maintenu dans la bouche. Le froid du métal agit en déterminant une diminution locale de la température du sang.

été faites avec la vapeur sèche, tandis qu'il résulte des renseignemens qui m'ont été fournis aux Néothermes que, dans les étuves humides, la température ne peut être facilement supportée au-delà de 45 degrés. Encore est-il rare que l'on atteigne ce chiffre.

Enfin, et de nombreuses expériences le démontrent, un animal meurt beaucoup plus vite dans une étuve humide que dans une étuve sèche.

Plusieurs conséquences pratiques découlent de ces observations. Une des plus remarquables, c'est la nécessité, quand vous prescrivez des bains de vapeur, de graduer différemment la température, selon qu'il s'agit d'étuves sèches ou d'étuves humides.

Nous raisonnons toujours d'après l'hypothèse où le corps est renfermé tout entier dans l'étuve. Voyons maintenant ce qui arrivera si on y plonge la tête de l'animal, sans y introduire le corps, ou le corps sans y introduire la tête (1). (Il est bon de noter, comme point de comparaison avec les expériences suivantes, qu'un chien mis tout entier dans une étuve sèche, à 100 degrés, vit environ quinze minutes.)

Le chien dont le corps seul est plongé dans une semblable étuve, la tête restant en dehors, vit vingt-deux minutes environ.

Au contraire, celui dont la tête seule est plongée dans l'étuve, le corps restant en dehors, y vivra près de quarante minutes.

Ces expériences répétées avec une étuve humide, également à 100 degrés, conduisent à des résultats du même genre ; seulement la mort survient plus vite que dans une étuve sèche, à cause de la pl[illegible] grande intensité d'action de la vapeur humide.

Résumons. L'animal plongé tout entier dans l'étuve meurt plus tôt que celui qui n'y est introduit qu'en partie. Cela doit être puisque la vapeur agit à la fois sur la peau et sur les poumons. Mais si la tête seule est mise dans l'étuve, que l'animal succombe moins vite que si son corps

---

(1) Nous avons déjà cité cette expérience, mais elle était faite dans un but différent.

seul y est placé ; en d'autres termes, que la mort soit moins rapide quand la chaleur arrive directement sur la surface pulmonaire que quand elle affecte l'enveloppe cutanée, c'est ce qu'*à priori* on n'aurait pas supposé.

Sans prétendre aucunement donner l'explication de ce fait, nous ferons remarquer qu'un phénomène de la même nature se reproduit pour ainsi dire à chaque instant sous nos yeux. En effet, on administre les bains de vapeur tantôt au moyen d'une étuve dans laquelle le corps seul est plongé, tantôt à l'aide d'un appareil qui dirige le courant d'air chaud vers le poumon, et alors le bain prend le nom de fumigation. Or dans ces deux cas la température ne peut être supportée à un degré semblable. Dans le second cas, vous l'éleverez beaucoup plus que dans le premier.

C'est ce que nous rendrons plus sensible encore par quelques rapprochemens. Mais, comme il s'agit d'applications pratiques, tâchons d'apporter dans notre langage une plus grande précision.

Quand le corps seul est plongé dans une étuve humide, il est rare qu'on puisse supporter une température supérieure à 50 ou 52 degrés. Au-delà de cette limite, on éprouve de l'oppression, de l'anxiété, des palpitations et autres sensations pénibles si bien décrites par M. Londe dans les expériences qu'il fit sur lui-même. — Si l'on se place de la même manière dans une étuve sèche, on peut souvent atteindre sans inconvénient aucun le chiffre de 60 degrés.

S'agit-il, au contraire, de fumigations, il est d'usage, pour les fumigations humides, d'aspirer la vapeur à la température de 60 degrés, et pour les fumigations sèches on l'élève habituellement à 80 degrés. M. Richard m'a dit qu'au moyen de son appareil il emploie très souvent la vapeur sèche à une température au-delà de 100 degrés, sans que les malades trouvent la chaleur trop forte.

Ainsi, nous arrivons toujours à ce curieux résultat, savoir : que le poumon est moins impressionné que la peau par l'action du calorique.

Ces expériences sont de nature à jeter du doute sur les idées qu'on s'est faites jusqu'ici relativement à la source de la chaleur animale. Si réellement le poumon est l'appareil de réchauffement par excellence, le sang artériel qui vient de le traverser doit avoir une température plus élevée que celle du sang veineux. Or il n'en est rien. J'ai vu plus d'une fois M. Magendie placer simultanément chez le même animal un thermomètre dans la veine jugulaire et un thermomètre dans l'artère carotide. Les deux instrumens indiquaient le même degré.

Sans nous étendre davantage sur l'interprétation de ces phénomènes qui se rattachent à l'emploi des étuves, disons quelques mots des symptômes qui précèdent la mort, et des altérations organiques qui la suivent.

Quand ils sont près d'expirer dans une étuve humide ou sèche, les animaux éprouvent de violentes convulsions. A cet instant le pouls et les mouvemens respiratoires ont une telle fréquence qu'on ne peut plus les compter. Les lapins poussent des cris de détresse ; ils se taisent au contraire quand ils meurent par l'action du froid.

A l'autopsie, on trouve le poumon, le cœur et les gros vaisseaux vides de sang ; tout ce liquide s'est porté à la périphérie du corps, où il s'est extravasé. Les mêmes remarques ont été notées chez l'homme, et lors de la catastrophe du chemin de fer de Versailles, nous n'eûmes que trop l'occasion de constater sur les victimes cette similitude d'effets du calorique.

C'est l'inverse de ce qu'on observe lorsque la mort a été déterminée par un abaissement de température, le froid ayant pour effet de concentrer le sang dans ses grands réservoirs (1).

Les troubles de l'appareil circulatoire indiquent que l'élévation de tem-

---

(1) Sur l'animal qui vient de périr asphyxié par le froid ou l'inspiration de gaz délétères, on trouve l'oreillette et le ventricule droits distendus par un sang noir. Donnez issue à ce sang, aussitôt les contractions du cœur reparaissent. Ne pourrait-on pas chez l'homme, dans des cas semblables, adapter à la jugulaire une petite seringue, et aspirer le sang qui gêne mécaniquement le jeu des cavités droites?

pérature du sang occupe une place importante parmi les phénomènes qui ont déterminé la mort. Toutefois cette cause n'est point la seule, ainsi que le démontre l'expérience suivante.

Un lapin qu'on avait maintenu pendant vingt minutes plongé dans un seau d'eau, à 10°, n'offrait plus que 21° de température. On met l'animal dans une étuve à 90°. Au bout d'un quart d'heure, on le retire expirant. La température prise de nouveau dans le rectum, nous constatons que le sang n'a que 25°, et que, par conséquent, au lieu de s'être élevé de 5° au-dessus de sa température normale, comme cela arrive ordinairement, il est resté à 14° au-dessous.

D'où vient cette différence ? C'est que les poils de l'animal étant imprégnés d'eau, la chaleur de l'étuve a été en partie dépensée à la vaporiser, de sorte qu'elle n'a pu traverser le derme. Restait donc comme agent de réchauffement le poumon. Nous avons déjà vu qu'il transmet au sang fort peu de calorique.

La preuve que cette explication repose sur des données exactes m'est fournie par une expérience de M. Fourcauld. Ce physiologiste rapporte qu'ayant déterminé un abaissement considérable de température sur un cochon d'Inde, en l'enveloppant entièrement d'un enduit de dextrine, il mit ensuite l'animal dans l'étuve. La température du sang remonta rapidement à son chiffre accoutumé dès l'instant où, la vapeur ayant fait fondre l'enduit, la peau se trouva en contact immédiat avec le calorique.

Comment donc la chaleur d'une étuve détermine-t-elle la mort? Ce n'est pas, ainsi que le prétendait Boerhaave, en coagulant l'albumine du sang, puisque le sang d'un mammifère ne s'échauffe pas au-delà de 44°, tandis qu'il en faut 70 pour que l'albumine se coagule.

Ce n'est pas non plus par la vaporisation de la partie aqueuse du sang. En effet, je lis, dans mes notes, que deux animaux ayant été placés dans deux étuves différentes, l'une à 130°, l'autre à 60, le premier mourut en six minutes, après avoir perdu 8 grammes; l'autre en 25 minutes, après en avoir perdu 22. Il est évident que si les 8 grammes de perte du premier avaient produit la mort, le second aurait péri de même dès le huitième gramme. Or, à ce moment, il ne manifestait encore aucun malaise. Du reste, l'hypothèse relative à la vaporisation eût-elle été vraie ne serait point applicable aux étuves humides, lesquelles, ainsi que nous l'avons fait observer, ne modifient pas sensiblement la proportion des matériaux du sang.

Quelle est donc la cause principale de la mort? La trouverons-nous dans les perturbations apportées aux fonctions du système nerveux? Le fait n'est pas impossible, j'ajouterai même qu'il me paraît assez probable. Mais, comme nous touchons ici à des phénomènes vitaux, et que je n'ai point envisagé sous ce point de vue l'action des étuves, j'aime mieux clore mon travail que de m'écarter du plan que je m'étais tracé.

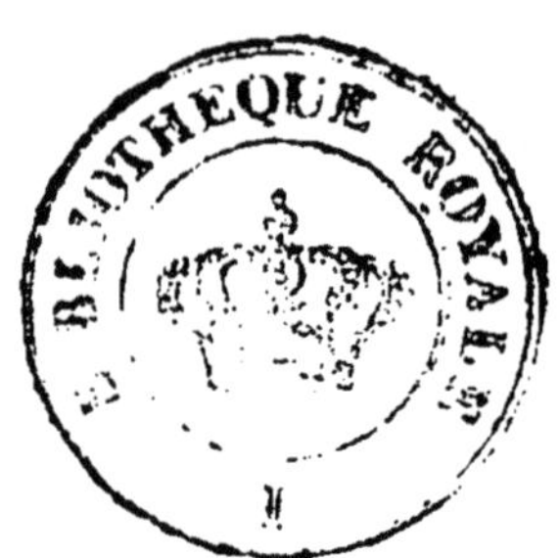

Ici se terminera la relation de mon voyage. J'espère pouvoir compléter un jour par de nouvelles recherches les matériaux qui me restent encore et que je ne saurais utiliser convenablement aujourd'hui.

J'ai dû rappeler souvent les travaux de M. Magendie. N'était-ce pas le meilleur moyen de donner quelque valeur à cette publication? Grace au puissant patronage de ce savant illustre, j'ai été en relation avec plusieurs des hommes distingués de l'Italie qui cultivent la science et en agrandissent le domaine. Leur accueil si flatteur m'a prouvé, une fois de plus, qu'à côté du vrai mérite se trouve toujours une extrême bienveillance.

Qu'il me soit permis, en finissant, de prononcer le nom de son éminence le cardinal Mezzofante. Cet homme prodigieux, qui parle toutes les langues connues avec la même facilité, la même correction que sa langue maternelle, daigna, pendant mon séjour à Rome, m'honorer de sa gracieuse bienveillance. Je suis heureux de lui adresser publiquement l'hommage de ma gratitude et de mon profond respect.

FIN.

TABLE INDICATIVE DES SUJETS TRAITÉS

DANS CE VOLUME.

GROTTE D'AMMONIAQUE.

CONSIDÉRATIONS GÉOLOGIQUES.

VÉSUVE.

EAUX MINÉRALES.

Pages.

DESCRIPTION DES SOURCES.

ÉTUVES.

ÉTUVES DE NÉRON, OU TRITOLI.

ACTION PHYSIQUE ET PHYSIOLOGIQUE DES ÉTUVES.

FIN DE LA TABLE.

ACTION PHYSIQUE ET PHYSIOLOGIQUE DES ÉTUVES.

FIN DE LA TABLE.

www.ingramcontent.com/pod-product-compliance
Ingram Content Group UK Ltd.
Pitfield, Milton Keynes, MK11 3LW, UK
UKHW021034200726
13857UKWH00004B/1719